L'ASEPSIE

dans le

SERVICE DE GYNÉCOLOGIE

de la

CLINIQUE CHIRURGICALE DE L'HÔTEL-DIEU

par

le Dr GUIADO

CHEF DES TRAVAUX DE GYNÉCOLOGIE

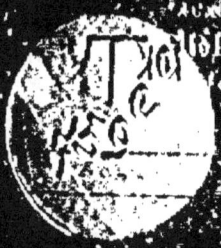

A PARIS

PUBLICATIONS DU PROGRÈS MÉDICAL   Félix ALCAN, éditeur
... boulevard Saint-Germain ...

1892

L'ASEPSIE

DANS LE

SERVICE DE GYNÉCOLOGIE

DE LA

Clinique Chirurgicale de l'Hôtel-Dieu

PUBLICATIONS DU PROGRÈS MÉDICAL

L'ASEPSIE

DANS LE

SERVICE DE GYNÉCOLOGIE

DE LA

CLINIQUE CHIRURGICALE DE L'HOTEL-DIEU

PAR

Le Dr GLADO

CHEF DES TRAVAUX DE GYNÉCOLOGIE

PARIS

AUX BUREAUX DU
PROGRÈS MÉDICAL
14, rue des Carmes, 14

FÉLIX ALCAN
ÉDITEUR
108, boulevard Saint-Germain, 108

1899

L'ASEPSIE

DANS LE

SERVICE DE GYNÉCOLOGIE

DE LA

Clinique Chirurgicale de l'Hôtel-Dieu

~~~~~~~~~~

L'éclatante réfutation, grâce aux expériences de Pasteur, de la théorie de la génération spontanée a conduit, après bien des modifications, chirurgien et médecin, à la pratique de l'antisepsie. Puis, l'antisepsie, telle qu'on la concevait il y a dix ans, a fait place à l'asepsie, généralement préférée aujourd'hui. Toutefois, il est bon de remarquer que les antiseptiques conservent toute leur valeur, car, sans leur emploi, l'asepsie parfaite ne saurait être réalisée. Malgré la tendance actuelle, je crois qu'il importe de conserver certaines pratiques de l'antisepsie pour des cas déterminés, comme j'aurai l'occasion de le montrer.

Dans cette relation, qui n'a d'autre but que la vulgarisation de procédés consacrés par l'usage, j'exposerai sommairement notre pratique, suivie à l'Hôtel-Dieu, sans vouloir prétendre qu'elle soit supérieure à celle d'autres chirurgiens, mais en affirmant qu'elle n'est pas moins efficace. Notre conviction est d'autant mieux établie que, dans tous ses détails, notre manière de faire est uniquement basée sur des recherches de laboratoire, que nous avons entreprises à cet égard mon Maître, le Pʳ Duplay, et moi.

J'examinerai successivement : 1° la préparation du matériel ; 2° celle de l'opérateur et de ses aides ; 3° celle de la malade, c'est-à-dire la confection du champ opératoire. Toutefois, en raison de son importance, je me propose de distraire l'asepsie des instruments de celle du matériel, pour en faire un quatrième chapitre.

I

Matériel.

a) *Cuvettes et bassins.* — Ceux dont on se sert dans les Hôpitaux sont en porcelaine ou en cristal épais. On peut se servir de bassins en métal quelconque, nickelé ou non, ou bien de bassins émaillés. Ces derniers et ceux en porcelaine sont moins coûteux.

Pour obtenir l'asepsie des bassins, cuvettes, boîtes ou récipients quelconques métalliques, on peut se servir de l'étuve sèche portée à 180°. Cette manière d'opérer ne convient pas aux objets fragiles. On pourrait aussi employer l'autoclave à 120°. Il est préférable de recourir à un moyen beaucoup plus simple, le flambage.

Une petite quantité d'alcool est allumée au fond du récipient auquel, pendant la combustion, on imprime des mouvements, de façon à ce que la flamme en lèche toute la surface interne. A défaut d'alcool, on peut se servir de l'éther, mais comme il flambe trop vite, il y a moins de sécurité; de plus, une trop grande quantité versée au fond du bassin pourrait donner lieu à des accidents.

Le bassin, une fois préparé de la sorte, peut être garni d'une compresse aseptique et recevoir les instruments, tampons ou autres objets devant servir à l'opération. La compresse d'ailleurs n'est pas indispensable; ai-je besoin d'ajouter qu'elle devient sans objet quand le bassin doit être rempli avec un liquide?

b) Compresses, tampons. — Nous ne nous servons jamais d'éponges, ni de compresses de flanelle, et très rarement de tampons de coton hydrophile. On en connaît les inconvénients. L'éponge, même bien préparée, est infidèle et en outre, elle contient souvent du sable. La ouate et les fragments de flanelle peuvent laisser des filaments dans le champ opératoire. Nous nous servons à l'Hôtel-Dieu exclusivement de compresses de gaze stérilisée et non apprêtée, et de compresses de toile. Avec la gaze on confectionne des compresses de 4 à 6 doubles, de 3 grandeurs. Les plus petites ont 10 centimètres carrés, les plus grandes de 30 à 40 centimètres carrés. Ces compresses sont préparées à l'hôpital même de la façon suivante: Après avoir découpé la grandeur voulue et plié la compresse en 4 ou 6 doubles, on rentre ses bords en dedans, et l'on coud un ourlet, de façon à cacher complètement la partie de la compresse susceptible de s'effilocher. La compresse de toile n'a qu'une feuille, mais ses bords sont ourlés de la même façon. Elles ont environ

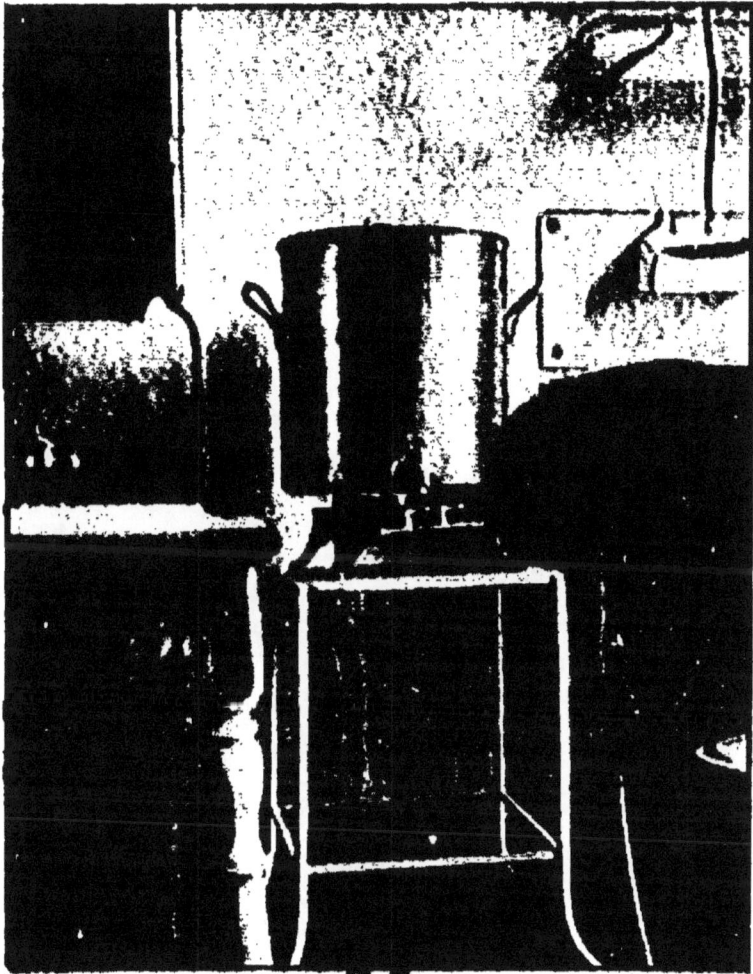

Fig. 1. — Marmite pouvant servir indifféremment à l'ébullition des compresses et à la conservation des solutions antiseptiques stérilisées.

50. centimètres de longueur sur 40 de largeur. Ces
deux sortes de compresses, étuvées dans l'autoclave à
130°, sont conservées dans de grandes marmites en métal
émaillé. On les stérilise de nouveau immédiatement
avant l'opération. Pour cela on les fait bouillir dans
une solution au 1/2.000 de sublimé, pendant environ
une demi-heure. Puis, après avoir vidé le récipient
grâce à un robinet ménagé à cet effet à sa paroi
inférieure, on verse une première fois de l'eau filtrée
bouillante sur les compresses, de façon à les immerger
complètement, et l'on fait bouillir encore pendant un
quart d'heure. On vide de nouveau, et on lave à l'eau
bouillante une deuxième et au besoin une troisième fois.
Le sublimé est ainsi entraîné, et les compresses se trouvent dès lors inoffensives, même introduites dans la
cavité abdominale. Deux ébullitions suffisent pour débarrasser la compresse du sublimé et lui conférer l'a-
sepsie ; on procède à la dernière ébullition immédiatement avant l'opération, de manière à pouvoir dis-
poser de compresses chaudes, presque brûlantes. En
résumé : Préparation de compresses de gaze et de
toile. Étuvage à sec et conservation. Ébullition dans le
sublimé, une demi-heure. Ébullition et lavage dans
l'eau filtrée et stérilisée. Deuxième ébullition, un quart
d'heure dans l'eau filtrée et stérilisée.

Nous nous sommes assuré que les compresses ainsi
préparées ne peuvent ensemencer un milieu de culture.
Elles sont stériles.

L'étuvage des compresses à sec, à 130°, est parfaitement suffisant si les compresses ainsi préparées sont employées immédiatement après leur stérilisation. On économise alors toutes ces opérations successives de sublimage et de lessivage que nous recommandons pour les compresses devant être conservées pendant quelque temps.

c) *Solution antiseptique.* — *Eau.* L'expérience a montré que les solutions faibles, et même parfois celles qui sont considérées comme réellement antiseptiques sont loin de remplir les conditions d'une rigoureuse asepsie. D'où le précepte de ne jamais se servir d'une solution antiseptique, et à plus forte raison de l'eau simple, sans l'avoir préalablement stérilisée par la chaleur. Les solutions dont nous nous servons communément à la clinique sont : le sublimé à 1/2.000 et 1/4.000, l'eau phéniquée à 1/50 ou 1/100, l'eau naphtolée, l'eau boriquée, l'eau salée, enfin l'eau pure. Nous faisons bouillir toutes les solutions pendant un quart d'heure ou une demi-heure suivant la valeur de l'antiseptique. On procède à cette ébullition immédiatement avant l'opération. Deux grandes marmites, de 50 litres chacune, sont constamment prêtes à recevoir l'une de l'eau sublimée au 1/2.000, et l'autre de l'eau phéniquée.

d) *Préparation de la pièce.* — Notre salle d'opérations laisse malheureusement beaucoup à désirer. Les locaux manquent à l'Hôtel-Dieu. Aussi sommes-nous

obligés de prendre, avant les grandes opérations, certaines précautions qui seraient superflues dans d'autres
circonstances. C'est ainsi qu'on lave fréquemment au
sublimé les murs et les fenêtres, ainsi que le parquet,
et que ce dernier, les jours d'opération, est garni
d'alèzes propres. Ordinairement nous faisons pulvériser
de l'eau phéniquée pendant une ou deux heures avant
de commencer à opérer. Si je rapporte ces menus détails,
c'est que je suis convaincu que l'on pourrait préparer
en ville des chambres ordinaires de façon à opérer à
l'abri de tout danger. A cet effet, on peut aussi recourir
à la combustion du soufre, à l'ébullition d'une solution
de permanganate de potasse, etc. En résumé, il est bon
d'avoir des pièces spéciales pour les grandes opérations
de gynécologie, mais on peut obtenir une propreté relative par les procédés de désinfection dont on dispose
aujourd'hui, et qui sont à la portée de tout le monde.

II

ASEPSIE DES MAINS.

Le chirurgien est appelé à se mettre en rapport avec les malades dans différents cas : pour pratiquer un examen, et en particulier le toucher vaginal et rectal ; pour faire un pansement, ou plutôt renouveler un pansement ; pour pratiquer une opération. Dans tous ces cas, la malade subit le contact des mains du chirurgien, et ce sont elles qu'il importe de rendre aseptiques. Mais on comprend fort bien que l'importance de cette asepsie doit varier suivant les circonstances.

a) *Examen au toucher.* — Avant de pratiquer le toucher sur une malade, il est indispensable de se savonner soigneusement les mains avec une brosse, de bien frotter surtout la main droite, particulièrement l'index et la rainure de l'ongle. Les brosses dont nous nous servons sont en chiendent et reviennent à un prix minime, ce qui permet de les renouveler fréquemment.

On plonge ensuite les mains dans la solution de sublimé
à 1/2.000 ou 1/4.000, en les y laissant séjourner 2 ou 3
minutes. Dans la pratique civile, pour préparer ces solutions, on peut se servir de paquets dosés à l'avance, ou
bien de solutions alcooliques de sublimé, titrées à 25
centigrammes ou 50 centigrammes par cuillerée à café.
Enfin le doigt est oint de vaseline sublimée ou de
pommade au savon naphtolé antiseptique. Jamais on ne
doit plonger le doigt nu dans le pot qui les contient,
mais en l'enveloppant d'une compresse stérilisée ou
d'une serviette bien propre, on retirera du vase une
certaine quantité de la pommade que l'on présentera
ensuite, sur le linge même, au chirurgien. Il est alors
plus facile à ce dernier, saisissant le linge de la main
gauche, d'oindre convenablement l'index de sa main
droite ; mais surtout on évite ainsi d'introduire des
impuretés dans le réservoir qui contient la vaseline.
Toutes ces précautions étant prises, on procède au
toucher vaginal.

On voit fréquemment des élèves, et même des chirurgiens, au cours de l'examen, quitter la cavité vaginale
pour pratiquer sur-le-champ le toucher rectal. Cette
manière de faire peut conduire à de graves accidents.
On est donc tenu de se laver de nouveau les mains, avec
les soins indiqués, avant de pratiquer l'exploration par
le rectum. A plus forte raison doit-on procéder ainsi
lorsque les nécessités de l'examen conduisent à refaire
le toucher vaginal après le toucher rectal. Si l'on veut

gagner du temps, on pourra pratiquer d'une main lo toucher vaginal et ensuite le toucher rectal de l'autre main.

En ce qui concerne le *toucher intra-utérin*, les précautions à prendre sont semblables à celles que nous indiquerons plus loin pour les grandes opérations.

En résumé, les soins préliminaires avant le toucher vaginal ou rectal sont : lavage soigné des mains et des ongles. Immersion pendant quelques minutes dans la solution de sublimé. Graissage avec la vaseline sublimée ou le savon antiseptique.

b) Pansement. — Pour les pansements ordinaires, nous nous contentons de savonner soigneusement les mains avec la brosse et de les plonger ensuite dans le sublimé à 1/2.000 pendant trois ou quatre minutes. Toutefois, dans certains cas, l'usage du permanganate de potasse peut être nécessaire. Dans les pansements de l'hystérectomie, par exemple, ou bien dans les curettages faits après les avortements ou les accouchements infectés. Chaque fois surtout que le pansement exige certaines manœuvres à pratiquer avec le doigt, et que l'on est obligé de conduire des lanières jusqu'au contact des parties malades.

c) Opération. — L'opérateur et ses aides peuvent se revêtir de blouses, de tabliers qu'on aura étuvés à 120°. Mais cette stérilisation n'est pas indispensable, car les mains et les bras, une fois aseptisés, ne doivent plus toucher que des objets absolument aseptiques. Or, on ne saurait considérer comme tels les blouses ou les tabliers, même antérieurement stérilisés. Il importe donc de ne jamais les toucher, ni les frôler au cours de l'opération ; si, par mégarde, cet accident venait à se produire, il faudrait de nouveau aseptiser les mains.

Pour l'asepsie des mains, il faut préparer à l'avance dans quatre cuvettes stérilisées les liquides suivants : 1° Permanganate de potasse à 10 ou 20 pour 1.000. 2° Bisulfite de soude à 20/100. 3° Alcool pur. 4° Sublimé à 1/2.000.

Cela fait, on commence par se laver soigneusement les mains, au besoin à l'eau chaude, avec du savon et une brosse. Puis on se nettoie les ongles avec un cure-ongles ou un canif bien propre. Cette précaution de laver les mains avant de curer les ongles me parait préférable à celle qui consiste à commencer par le nettoyage des ongles. En effet, les impuretés qui se trouvent au-dessous des ongles se détachent plus facilement une fois ceux-ci mouillés. On revient ensuite au lavage des mains et des avant-bras. Cette fois il faut savonner au moins pendant cinq à six minutes avec la brosse, et si c'est possible sous un robinet d'eau courante, plutôt que dans la cuvette, de façon à ce que les mains se trouvent continuellement au contact de l'eau propre. L'eau chaude n'est pas indispensable. Pendant ce lavage il faut soigner particulièrement le tour des ongles, ainsi

2.

que le dessous, en frottant avec insistance à l'aide de la brosse.

Ce lavage terminé, il faut passer les mains et les avant-bras successivement dans les quatre cuvettes préparées à l'avance, et les frotter avec une brosse. Il est indispensable — pour éviter la décomposition permanganique — d'avoir deux brosses pour ces nouvelles opérations, une qui restera dans le permanganate et l'autre dans le bisulfite. Ces brosses, ainsi que celle qui sert au premier lavage, doivent avoir été stérilisées et conservées depuis dans une solution de sublimé.

Le temps qu'il faut rester dans ces liquides varie pour chacun d'eux. Dans le permanganate, il faut se brosser les mains pendant environ deux ou trois minutes jusqu'à ce que la peau prenne une teinte chocolat. On insiste moins avec l'hyposulfite ; une minute ou deux à peine — le temps nécessaire à la décoloration — suffit. On passe ensuite dans l'alcool, dont le rôle est d'enlever les squames épidermiques détachées par le permanganate et qui adhèrent encore à la peau. L'alcool, lorsqu'on y trempe les mains, prend l'apparence du petit lait. Enfin on termine par un lavage dans le sublimé à 1/2.000.

En résumé, la succession des opérations est la suivante : 1° lavage des mains au savon ; 2° curage des ongles ; 3° lavage et brossage des mains et des avant-bras au savon ; 4° brossage dans le permanganate de potasse ; 5° décoloration dans le bisulfite ; 6° passage à l'alcool; 7° lavage au sublimé. On doit calculer son temps de façon à terminer l'asepsie des mains au moment où la malade, que des aides préparent, se trouve prête pour l'opération.

Au cours de celle-ci, on devra avoir à côté de soi une cuvette de sublimé à 1/2.000, pour y plonger les mains de temps à autre. Si un contact suspect vient à souiller les mains, il faut immédiatement recommencer l'asepsie, en procédant, on le comprend, avec plus de rapidité. Enfin nous recommandons, une fois l'opération terminée, d'oindre les mains de glycérine, afin d'éviter les accidents qui résultent parfois du contact des antiseptiques.

III

Champ opératoire. — Préparation de la malade.

Pour atteindre l'utérus et surtout ses annexes, on est obligé de se tracer une voie à travers les parois abdominales. C'est là une opération préliminaire qui demande des soins d'asepsie tout particuliers, variables du reste suivant le point ou cette opération est pratiquée. La voie jusqu'à l'utérus une fois réalisée, on aborde l'organe malade, et là aussi différentes précautions d'asepsie sont nécessaires. Nous examinerons donc les précautions à prendre : 1° pour l'opération préliminaire ; 2° pour l'opération proprement dite.

On aborde l'utérus par la paroi antérieure de l'abdomen, *voie abdominale*; par la région sacrée, *voie para-sacrée* ou même *sacrée*; à travers le vagin, *voie vaginale*. Pour les deux premières voies, les soins antiseptiques à prendre sont à peu près les mêmes; pour la voie vaginale ils sont différents.

Quelques soins préliminaires doivent toujours être pris pendant les quelques jours qui précèdent l'opération : tels sont les bains savonneux, les irrigations vaginales au sublimé, le tamponnement de la cavité vaginale à la gaze iodoformée, etc. Je considère que l'antisepsie du vagin doit être poursuivie rigoureusement, quelle que soit la voie que le chirurgien doive suivre pour aborder les organes génitaux. Les raisons en sont multiples et faciles à comprendre ; mais il en est surtout une qui suffira pour justifier cette façon de faire. Il peut arriver, en effet, au cours d'une opération par la voie abdominale, que, malgré un plan opératoire tracé d'avance, l'on soit forcé d'enlever l'utérus en même temps que les annexes ; dès lors l'antisepsie du vagin doit être aussi complète que lorsqu'on opère par la voie vaginale.

A. Voie abdominale. Laparotomie. — L'antisepsie vise deux points : 1° L'asepsie de la paroi abdominale ; 2° l'asepsie du champ opératoire, une fois la cavité péritonéale ouverte.

a) *Paroi abdominale.* — Le pubis une fois rasé, la paroi abdominale devra être lavée par une personne dont les mains auront été préalablement rendues aseptiques.

1° Pour laver la peau, on doit se servir d'une brosse et du savon. Il faut employer de l'eau chaude. On peut remplacer l'eau par une solution de sublimé à 1/2.000, sans s'inquiéter de la possibilité d'une précipitation de sels de mercure. A l'aide de la brosse on doit frotter vigoureusement et avec insistance tout l'abdomen et en particulier la ligne blanche. De plus, il faut déplisser la cicatrice ombilicale, en la saisissant avec une pince de Kocher ou une pince de Museux, et la passer à la brosse aussi soigneusement que possible. 2° Après ce lavage, on rince la paroi abdominale avec la solution de sublimé. 3° On dégraisse la peau en versant sur elle de l'éther sulfurique du commerce, en même temps qu'on frotte vigoureusement avec une compresse aseptique. 4° On peut, comme la plupart des chirurgiens ont l'habitude de le faire, laver de nouveau au sublimé. Cette dernière précaution n'est pas très utile.

L'asepsie de la peau du ventre se termine par le garnissage du champ opératoire : avec des compresses en toile disposées en parallélogramme, on recouvre tout l'abdomen, en ménageant sur la ligne médiane une fente longitudinale à travers laquelle le bistouri entamera la peau. Nous nous servons pour garnir le champ opératoire d'une vaste compresse qui recouvre presque tout le corps de la malade, et tombe de chaque côté au-dessous de la surface du lit. Une fente est ménagée sur le milieu de la compresse et correspond à peu près à toute l'étendue de la ligne médiane. De cette façon, sauf le champ opératoire, l'isolement est complet entre la malade et l'opérateur. Une dernière précaution importante consiste à garnir la vulve et le mont de Vénus avec deux ou trois doubles de compresses, indépendantes des précédentes, et maintenues en place avec une ou deux pinces hémostatiques.

c) *Cavité abdominale.* — Une fois le péritoine ouvert il faut, dans la grande majorité des cas, préparer le champ opératoire avant de procéder à l'opération proprement dite. Malgré, la position de Trendelenburg, adoptée aujourd'hui par tous les gynécologues, les intestins viennent souvent envahir le petit bassin, ou même s'engagent à travers l'ouverture et la paroi. Pour y remédier, avec une large compresse de gaze suffisamment épaisse et chaude, tenue dépliée dans la paume de la main — comme on tient un cataplasme — on recouvre le paquet intestinal, et on le refoule en haut, du côté du thorax. Si les intestins venaient faire hernie sur le côté on n'hésitera pas à les repousser avec une ou deux nouvelles compresses chaudes, introduites de la même façon dans la cavité abdominale. S'il est nécessaire on garnira encore les fosses iliaques de chaque côté, et même la face postérieure de la vessie. Mais d'ordinaire cette précaution est inutile. En règle générale, toute compresse appelée à séjourner, ne fût-ce que peu d'instants, dans la cavité abdominale — pour éviter des oublis — doit être munie d'une pince, dont les anneaux sortiront hors de l'abdomen. Il en sera donc ainsi des compresses destinées à garnir cette cavité. Nous recommandons de procéder à la préparation du champ abdominal avec le plus grand soin; elle répond, en effet, à une triple indication : 1° refouler les intestins ; 2° démasquer largement la région sur laquelle on opère ; 3° préparer une

sorte de champ clos destiné à localiser les produits
septiques pour le cas où, par accident ou par nécessité,
on viendrait à ouvrir une collection purulente. On ne
doit commencer l'opération sur l'utérus ou les annexes
que lorsque le champ sera bien convenablement disposé;
j'y reviens à dessein. Si l'on éprouve quelques diffi-
cultés, il faut élever le plan incliné et par conséquent
le bassin et le mettre presque vertical; cette position
permettra toujours d'arriver au but désiré. Je rappelle
encore une fois que toutes les compresses destinées à
venir au contact de la cavité péritonéale doivent être
chaudes et munies chacune d'une longue pince dont
les anneaux sortiront hors de l'abdomen. D'autres opé-
rateurs se servent, pour repousser les intestins, d'éponges ou de compresses de flanelle. Nous croyons devoir
proscrire formellement les éponges dont l'asepsie est
difficile à réaliser et qui contiennent souvent des grains
de sable, et nous préférons ne pas employer la flanelle
à cause des filaments qu'elle peut laisser adhérents au
péritoine.

Désinfection partielle. — Au cours d'une opération,
chaque fois qu'on vient à ouvrir la cavité d'un organe
creux ou une poche quelconque, il faut immédiate-
procéder à sa désinfection, et rendre sa surface interne
aseptique. Aussi, faut-il avoir toujours à sa disposition :
1° une solution phéniquée forte — au 1/25 — dans
laquelle baigne une compresse stérilisée ; 2° un thermo-

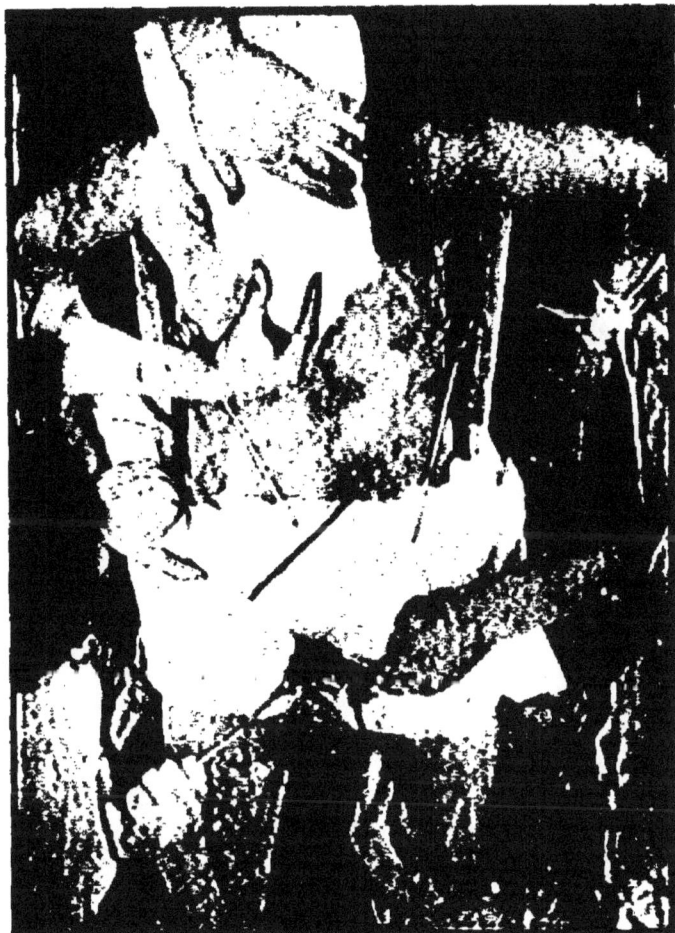

Fig. 2. — Champ abdominal préparé avec de larges compresses, dont chacune est munie d'une longue pince. L'utérus attiré au dehors avec des crochets, ainsi que les ovaires, se trouvent entièrement séparés de la grande cavité péritonéale. — Malade en inversion.

cautère constamment maintenu au rouge sombre. Suivant le cas, on se contentera de toucher la surface suspecte avec l'acide phénique fort, ou bien on devra la cautériser largement. Nous avons l'habitude de cautériser d'abord et de toucher ensuite avec l'eau phéniquée, aussi bien la partie brûlée que les parties périphériques, s'il y a lieu. C'est ainsi qu'on traitera, par exemple, le moignon laissé par l'ablation de la trompe, de l'utérus, de l'appendice cæcal, les petites cavités kystiques à contenu louche, etc. S'il s'agit d'une cavité purulente à surface étendue, le thermo-cautère ne peut plus convenir, car l'escarre produite serait trop grande et nuirait à la réparation : on touchera donc soigneusement les parois avec la solution forte, puis on asséchera avec une compresse aseptique. Pour ces cas d'ailleurs, la cavité péritonéale ne doit pas être refermée. Un mode spécial de pansement, dit à la Mikulicz ou quelque chose d'approchant, est alors indiqué. J'en parlerai plus loin.

Désinfection étendue de la cavité péritonéale. — Dans certains cas, le petit bassin se trouve souillé au cours de l'opération, par des matières provenant d'une collection purulente ou simplement d'apparence suspecte. Dans d'autres cas, la plus grande partie de la cavité péritonéale peut avoir subi le même sort. Enfin quelquefois, on se trouve en présence d'une péritonite commençante ou franchement déclarée. Il importe d'envisager la désinfection à pratiquer dans ces trois conditions.

Dans le cas d'infection présumée du petit bassin, nous avons l'habitude de faire la toilette de la région avec des compresses imbibées d'eau phéniquée au 1/25, et fortement exprimées avant leur emploi. Nous terminons en essuyant et en asséchant le petit bassin avec des compresses aseptiques. Mais ce mode de désinfection, précisément en raison des conditions dans lesquelles on l'emploie, comporte une contre-indication formelle à la fermeture complète de l'abdomen. C'est alors qu'on doit avoir recours au drainage, qui rentre ainsi dans la classe des moyens employés pour obtenir l'antisepsie, et, de ce fait, doit être étudié ici.

La désinfection de la cavité péritonéale, pratiquée dans les deux autres conditions que j'ai considérées plus haut, diffère notablement de celle que je viens d'exposer, et j'ajoute que son efficacité reste douteuse dans la très grande majorité des cas.

Autrefois, on terminait toujours la laparotomie par la toilette péritonéale, faite avec des éponges ou des tampons aseptiques. Aujourd'hui, on se contente d'essuyer, s'il y a lieu, les parties envahies par le sang, et l'on ne se préoccupe généralement plus de la toilette du péritoine.

Les conditions dans lesquelles il est indiqué de procéder à un lavage du péritoine, ou tout au moins à une toilette rigoureuse avec la gaze stérilisée, se présentent en pratique, dans trois circonstances :

1° Dans la rupture d'une collection volumineuse, qu'elle soit formée ou non de pus ou d'un liquide suspect;

2° Dans les vastes péritonites enkystées;

3° Dans la péritonite généralisée, laquelle est toujours septique.

Ces trois circonstances peuvent se présenter en gynécologie, et, dans chacune d'elles, on se comportera de la même façon vis-à-vis de toute collection septique; seule une collection d'une évidente innocuité au point de vue septique sera différemment traitée.

Dans ce dernier cas, on pourra se dispenser du lavage de la grande cavité péritonéale, et se contenter d'essuyer le liquide répandu avec des compresses. Ou peut encore établir dans la cavité un courant balayeur, et finir par l'assèchement avec les compresses de gaze. Les résultats obtenus — le cas de greffe épithéliale à part — sont toujours bons; ils sont le fait, non du lavage, mais de la qualité aseptique du liquide répandu.

En cas de collection purulente ou suspecte, la désinfection s'impose; seule la manière de la pratiquer reste encore livrée à l'arbitraire. Les liquides dont on peut se servir ne doivent pas être toxiques, et de ce fait ils sont aussi très peu microbicides. Ce sont : l'eau salée, l'eau boriquée, l'eau naphtolée, enfin l'eau stérilisée. D'ailleurs, toutes ces solutions doivent être stérilisées au moment même par une ébullition suffisamment prolongée, et être employées chaudes. L'acide phénique, le sublimé et d'autres substances fortement antiseptiques doivent être entièrement proscrites à cause de leur toxicité.

Des expériences très intéressantes de Trélat et Delbet, il résulte que le lavage du péritoine avec une solution non toxique, l'eau salée par exemple, arrive à épuiser la puissance d'absorption de la séreuse, si bien qu'on peut, après l'action de la lotion inoffensive, employer sans danger une solution toxique. Celle-ci produira ses effets antiseptiques sur la surface infectée, sans risquer d'être absorbée par la séreuse. Mais ces expériences sur les animaux n'ont pas encore reçu la sanction de la clinique humaine.

Dans la Clinique gynécologique de l'Hôtel-Dieu, nous nous servons de l'eau stérilisée, ou bien du sérum artificiel, tenu toujours prêt, dans des ballons scellés qu'il suffit de chauffer au moment de les employer.

On a imaginé différents appareils plus ou moins compliqués pour faire le lavage du péritoine. Un bock à injections, ou bien un entonnoir en verre, muni d'un tube de caoutchouc, le tout bien stérilisé, sont des appareils à la portée de tout le monde, et ce sont les seuls dont nous nous servons à l'Hôtel-Dieu.

Comment faut-il pratiquer ce lavage, autrement dit quel en est le manuel opératoire ? La réponse est difficile, car rien n'est bien réglé à cet égard. Quand on lit tout ce qui a été publié sur ce point, on voit que c'est l'inspiration du moment qui a décidé les chirurgiens à procéder de telle ou telle façon, plutôt qu'une méthode basée sur des principes arrêtés. Il se dégage toutefois,

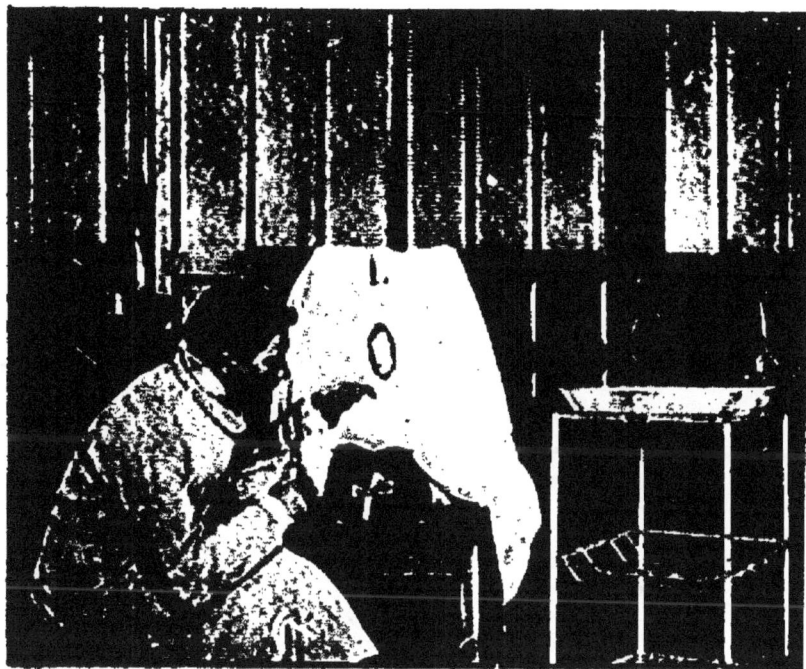

Fig. 3. — L. Malade en inversion, garnie de la grande compresse abdominale qui laisse une petite portie de la paroi abdominale à nu, sur la ligne médiane où doit porter l'incision. — P. Plateau pour les instruments.

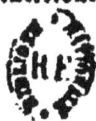

de l'étude des cas heureux comme des cas malheureux d'intervention, cette notion que le lavage doit être fait d'une manière pour ainsi dire discrète. Il faut essayer de laver les régions de la cavité péritonéale qui se prêtent en quelque sorte d'elles-mêmes, sans chercher à rompre les adhérences, à déplacer les anses intestinales ou l'épiploon, et notamment sans provoquer des déchirures. On évite ainsi de détruire les moyens de défense édifiés par l'organisme contre la résorption des toxines microbiennes, et de créer de nouvelles portes d'entrée favorisant l'introduction des microbes ou de leurs produits dans la circulation. C'est aussi sur ces données que nous nous basons, à l'Hôtel-Dieu, pour réaliser dans la mesure du possible, l'antisepsie péritonéale, ou pour mieux dire, un *semblant d'antisepsie péritonéale.*

Sous une pression modérée, et en dirigeant la canule sur différents points de la cavité péritonéale, nous faisons couler une abondante quantité d'eau qui charrie le pus ou les fausses membranes détachées sans effort, respectant tout ce qui adhère plus ou moins intimement, et évitant surtout de produire des déchirures. On arrive de la sorte, avec un peu de patience, à débarrasser successivement de leurs produits septiques les diverses loges créées aux dépens de la grande cavité péritonéale par le processus inflammatoire. On termine ce lavage en dirigeant la canule sur trois points principaux : l'épigastre et les deux flancs. Le courant établi de haut en bas entraîne à son passage les produits de la suppura-

3.

tion, laissant à la place des liquides septiques l'eau
inoffensive. Ces opérations doivent être effectuées la malade placée dans l'horizontalité et même bassin déclive.

Le lavage terminé, nous procédons à l'asséchement —
toujours avec les mêmes précautions — des points qui
se prêtent à cette manœuvre. Nous terminons, enfin, par
un drainage du péritoine, établi sur la partie la plus
déclive de l'incision, et toujours en établissant le drainage vaginal suivant le précepte formulé par M. Reynier.
On ne saurait trop proclamer les services que ce chirurgien a rendus, en faisant ressortir les avantages du drainage vaginal.

Nous recommandons d'être très sobre dans toutes
ces manœuvres, et de procéder avec rapidité.

Le drainage peut se faire avec de gros tubes de caoutchouc, ou bien avec des mèches de gaze stérilisée, etc.

Par cette manière de procéder, nous avons réalisé
un succès chez une jeune femme atteinte de péritonite
généralisée à son début.

Dans les grandes péritonites enkystées, qui ressem-
blent au premier abord à la péritonite généralisée, l'antisepsie conduite suivant les indications précédentes
doit réussir encore mieux que dans les péritonites gé-
néralisées. Il en sera ainsi, notamment, dans la forme à
pneumocoques et dans d'autres formes analogues de
péritonite, dont le remarquable travail de Brun et les
communications de Quénu, Jalaguier, Routier, Michaux,
etc., fournissent des exemples.

Drainage péritonéal. — Je n'ai pas l'intention d'é-
tudier ici le pansement qui convient à chaque opération
en gynécologie ; ce serait sortir du cadre que je me suis
imposé. Mais je dois envisager le drainage péritonéal
dans ses rapports avec l'asepsie du champ opératoire.
Je consacrerai donc quelques lignes au drainage par la
paroi abdominale et au drainage par le vagin.

Drainage à la Mikulicz. — Par ce drainage, on se
propose d'isoler la cavité péritonéale et son contenu de
la région infectée au cours de l'opération. Le drainage
classique consiste : 1° à préparer un sac de gaze, au
fond duquel on attache un fil de soie solide ; 2° à étaler
ce sac sur toute la région infectée, tout en laissant son
rebord ressortir largement à travers l'ouverture de la
paroi abdominale ; 3° à la bourrer enfin de lanières de
gaze iodoformée, ou simplement aseptique, si l'on craint
l'absorption de l'iodoforme. Chacune des lanières ser-
vant au bourrage doit avoir une extrémité libre hors de
la cavité abdominale. Il ne faut pas bourrer au hasard,
mais procéder méthodiquement, en tassant, sans com-
pression, chacune des lanières, d'abord sur le fond et les
parois du sac, puis au centre. Chacune des lanières doit
avoir une certaine indépendance par rapport à sa voisine,
de façon à rendre son extraction ultérieure plus facile.

M. Duplay préfère à l'emploi du sac, des lanières disposées parallèlement les unes aux autres et effleurant
simplement le fond de la cavité, de façon à constituer

une sorte de mur qui isole la région suspecte du reste
de la grande cavité péritonéale. Ce mode de drainage
est beaucoup plus simple et permet, en outre, au
moment voulu, de retirer, par des tractions modérées,
ces différentes lanières avec la plus grande facilité.
Par contre, il est plus difficile de renouveler les lanières dans ce dernier mode de pansement. Quoi qu'il
en soit, c'est du deuxième au troisième jour que
M. Duplay a l'habitude de retirer les lanières, en
exerçant sur elles, comme je viens de le dire, des tractions modérées, et laissant en place celles qui ne se
détacheraient que difficilement. Pour mieux dire, on
retire du pansement tout ce qui vient, et l'on se contente de réséquer les parties détachées de celles qui
tiennent encore, renvoyant l'extraction de ces der-
nières au lendemain ou au surlendemain.

Que ce soit l'un ou l'autre de ces pansements qu'on
ait employé, après leur retrait, on les remplace dans
l'incision par un tube de caoutchouc ou par une mèche
de gaze faisant drainage. Comme je le disais plus haut,
j'ai envisagé le drainage à la Mikulicz dans ses
rapports avec l'asepsie du champ opératoire; je ne
m'étends pas davantage à ce sujet. Aborder la question
du pansement, serait sortir de mon cadre. Cependant,
avant de passer à un autre point, je dois faire ressortir
les grands services rendus aux malades par cette pratique. Dès les premières heures qui suivent son emploi,
on voit s'organiser une sorte de voûte membraneuse

protectrice, fournie par le péritoine sain et adossée au pansement, voûte qui isole désormais l'une de l'autre la partie saine de la cavité péritonéale et la partie infectée.

Drainage vaginal. — Ce drainage, employé de nos jours par un certain nombre de chirurgiens à l'exclusion des autres modes de drainer, rend des services considérables. Mais il me paraît que, dans la majorité des cas, il est préférable de l'employer conjointement avec le drainage à la Mikulicz ou bien avec le drainage abdominal simple. Au point de vue de son action, il peut être comparé à la brèche de l'hystérectomie. Le drainage vaginal peut être obtenu de deux façons :

1° L'utérus enlevé par le haut ou par le bas, l'extrémité du vagin est maintenue béante, grâce à une forte mèche de gaze iodoformée qui dépasse un peu l'extrémité supérieure du vagin et qui bourre également la cavité vaginale. On peut suturer par-dessus le vagin les deux feuillets du ligament large ainsi que le péritoine qui recouvre la face postérieure de la vessie, à celui qui se continue avec le cul-de-sac recto-vaginal. Delbet, qui a défendu cette manière de faire en France, fait ressortir avec raison que, si des phénomènes infectieux se développent sur la tranche faite par le bistouri, aussi bien dans le tissu cellulaire que du côté du vagin, ces phénomènes se passeront en dehors de la cavité péritonéale ; et que de plus, le vagin ouvert et

drainé sera prêt à conduire les sécrétions septiques
à l'extérieur. D'autres chirurgiens, après l'extirpation
de l'utérus, ne suturent nullement le péritoine, mais
se contentent de bourrer le vagin avec la gaze iodoformée
en le laissant ouvert par le haut. Il en résulte que
la grande cavité péritonéale se trouve drainée par le
vagin béant et tamponné. Il y a plus de sécurité à
opérer suivant cette dernière manière de faire, mais
il y a aussi des inconvénients, notamment l'établisse-
ment d'adhérences entre la plaie et les anses intestinales, inconvénients sur lesquels je ne puis insister
ici. Il me semble, du reste, que suivant les cas, on
est en droit de choisir entre ces deux méthodes.
Lorsque, par exemple, il n'existe aucune crainte d'infection—comme dans l'hystérectomie abdominale pour
fibromes — on peut suturer le péritoine à la manière
de Delbet. Si les conditions sont inverses — comme
dans l'hystérectomie pour suppuration — il est préférable de drainer par le vagin, sans suturer le péritoine
par-dessus.

2° Si l'utérus n'a pas été enlevé, le drainage vaginal
doit se faire par le cul-de-sac postérieur. En introdui-
sant une pince dans le vagin, on fait saillir le cul-de-sac
de Douglas, sur lequel on pratique une petite incision ;
à travers cette incision, on conduit l'extrémité de la
pince; puis, ouvrant les branches largement et retirant
l'instrument vers le vagin, on agrandit l'incision sans
crainte de lésion quelconque. La même pince servira à

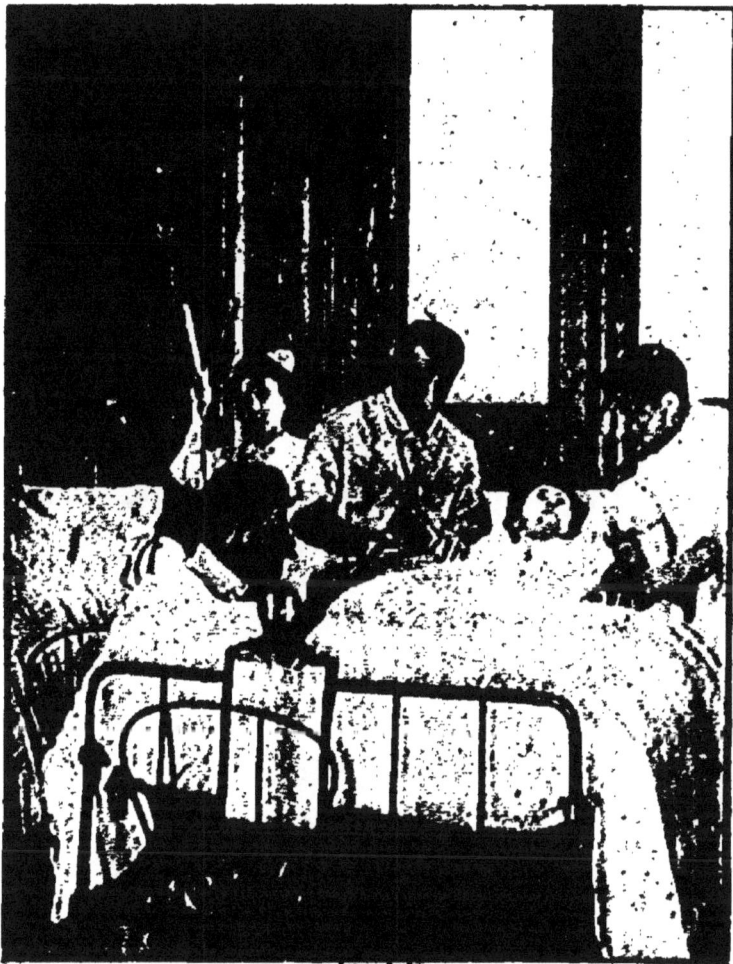

Fig. 1. — Injection intra-veineuse de sérum artificiel à l'aide de l'entonnoir en verre. L'injection est faite dans la veine médiane céphalique.

attirer une forte mèche de gaze qu'on laisse à fleur du cul-de-sac vagino-rectal.

Que l'utérus ait été enlevé ou bien que le vagin seul soit incisé, nous recommandons de conduire la mèche de gaze de la cavité péritonéale vers le vagin, car en opérant autrement — c'est-à-dire en sens inverse — on risquerait de contaminer la cavité péritonéale par les produits vaginaux charriés par la mèche.

Suivant les cas, on peut se contenter du drainage vaginal seul ou le combiner avec le drainage à la Mikulicz. Ce double drainage vagino-abdominal est spécialement indiqué dans les cas où des poches purulentes ont été ouvertes au cours de l'opération, ou bien lorsqu'il reste dans le champ opératoire des lambeaux de poches extirpés, susceptibles de devenir un foyer de suppuration. *Il faut, en effet, bien se convaincre que le Mikulicz est moins un drainage qu'un procédé d'isolement de la grande cavité péritonéale mettant à l'abri cette cavité et les intestins, du champ sur lequel a porté l'opération.*

En résumé, en combinant ces deux méthodes de drainage, on isole la cavité péritonéale du champ infecté, en même temps qu'on draine celui-ci par la cavité vaginale.

Désinfection de la circulation. — Les progrès réalisés dans ces derniers temps en sérothérapie ont conduit à chercher, par l'introduction du sérum artifi-

ciel dans la circulation, à s'opposer à l'infection générale de l'organisme.

Le sérum, dont les propriétés microbicides sont con-
nues, répond, en pareil cas, à une triple indication :

1° Il relève la contraction cardiaque, et par conséquent la tension artérielle; 2° il active l'élimination des
microbes et de leurs toxines; 3° il favorise la phago·
cytose.

Il me serait impossible, dans le cadre restreint de ce
travail, de développer cette importante question — tout
à fait théorique d'ailleurs — du mode d'action des injections de sérum; je me contenterai d'exposer le manuel
opératoire que nous suivons à l'Hôtel-Dieu, et d'indiquer
les résultats qu'on est en droit d'en attendre.

Le manuel opératoire de ces injections est très
simple; on peut se servir des différents appareils inventés
à cet effet. Un entonnoir muni d'un tube de caoutchouc, auquel on adapte une fine aiguille, suffit parfaitement. A la rigueur, une seringue de capacité suffisante
pourrait être employée.

On introduit le sérum soit dans le tissu cellulaire
sous-cutané, soit directement dans la circulation générale, par une veine du pli du coude ou par toute autre
veine. On ne doit recourir à une veine, qu'on découvre
à cet effet, que dans les cas graves où il faut agir avec
rapidité.

Pour l'injection du sérum artificiel par la voie sous·
cutanée, on peut se servir d'une pression élevée.

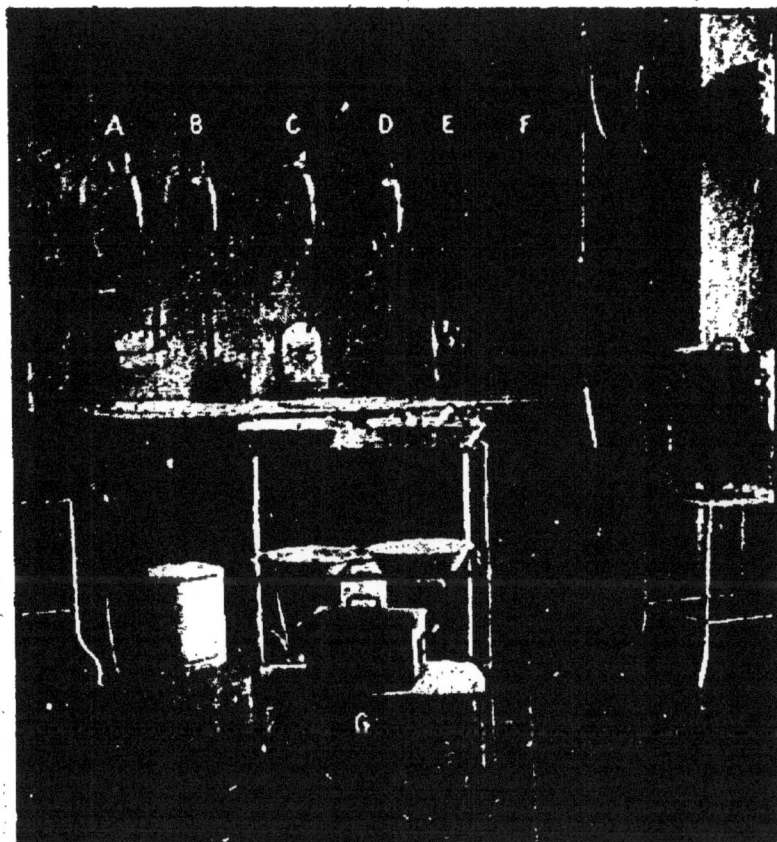

Fig. 5. — Dispositif pour le lavage des mains. — A. F. Eau bouillie. — B. Sublimé à 1/2.000. — C. Bi-Sulfite de soude. — D. Permanganate a 20/1.000. — E. Eau salée. — G. Etagère avec rayons en verre pour porter les plateaux à instruments et les bassins.

Par la voie veineuse, il faudra au contraire employer toujours une faible pression, en élevant modérément l'entonnoir et tout en surveillant les effets de l'injection.

Les quantités à introduire varient suivant la gravité de l'infection et de la dépression qu'elle entraine, et suivant les effets immédiats obtenus. On peut se contenter, pour les cas moyens, de 500 grammes à un litre dans les 24 heures. On introduira, dans le même laps de temps, deux à trois litres de sérum dans les cas graves.

Quant à la quantité à injecter à la fois, elle varie de 200 à 500 grammes. Elle peut être élevée à un litre sans grand inconvénient. En tout cas, on devra se guider sur les effets immédiats obtenus, sur les accidents qui peuvent survenir, pour suspendre ou continuer l'injection. Les résultats qu'on peut espérer de l'introduction du sérum sont encore peu significatifs. Son action contre l'hémorragie est indéniable ; les belles expériences du Pr Hayem l'ont bien démontré. Non seulement il agit en élevant la tension artérielle, mais il exerce une action hémostatique certaine qui a été constatée dans nombre de cas.

Contre l'infection, les effets du sérum ne semblent malheureusement pas aussi démonstratifs. Sans doute son action favorable est attestée par d'assez nombreuses observations, qui doivent nous encourager dans cette voie. Quand on pense — en dehors de toute considération théorique — à la pression intra-vasculaire qui résulte des grandes injections de sérum, on est enclin à admettre que la résorption des produits putrides ou des ptomaïnes microbiennes doit se faire avec beaucoup de difficulté. Malgré tout, nous pensons qu'il faut être réservé sur le pronostic considéré à ce point de vue.

Peut-être devrait-on, de propos délibéré, avant que les phénomènes infectieux n'aient fait leur apparition, commencer les injections de sérum en vue d'une double éventualité, l'hémorragie et l'infection. A l'étranger, on fait suivre les opérations de longue durée d'une injection intra-veineuse immédiate de sérum. En tout cas, je crois cette injection indiquée lorsque, au cours de l'opération, la malade a perdu une quantité importante de sang, ou bien qu'on a lieu de craindre une infection. A la Clinique de l'Hôtel-Dieu, nous avons l'habitude d'injecter toujours une certaine quantité de sérum après les grandes opérations comme on le fait à l'étranger. Lorsque nous avons lieu de craindre l'infection péritonéale, nous faisons une injection immédiate, qui a été portée parfois jusqu'à 2 litres de liquide dans les 24 heures. C'est ainsi que nous agissons lorsque, au cours de l'opération, des poches purulentes ont été ouvertes, et c'est ainsi que nous avons fait dans deux cas de péritonite purulente opérés et guéris.

B. Voie vaginale. — C'est la voie suivie dans les interventions sur le vagin, sur le col et le corps de

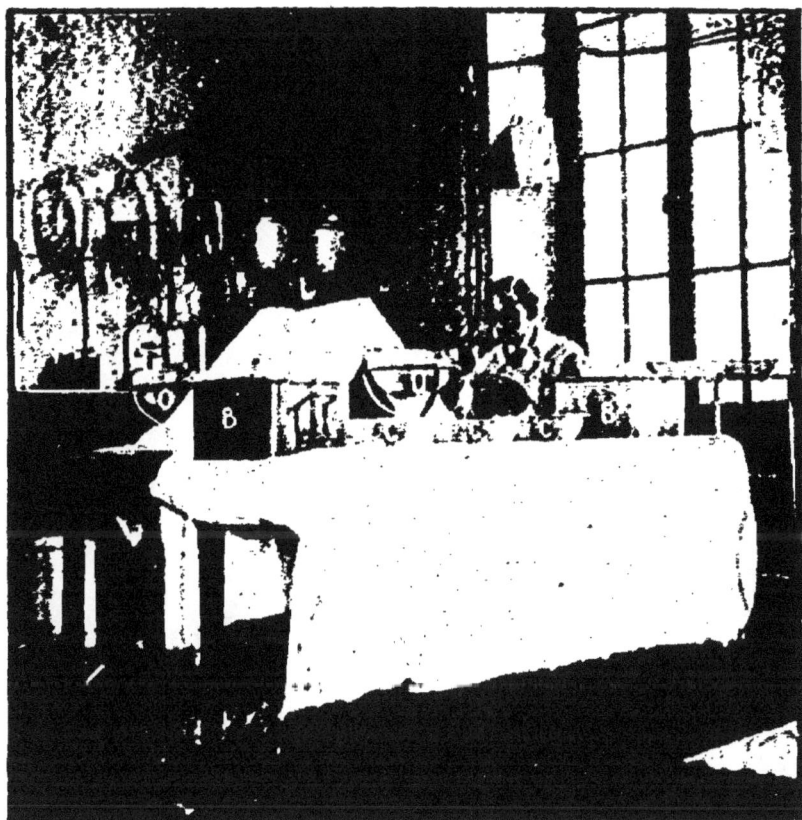

Fig. 6. — Dispositif pour la laparotomie. — I. Plan incliné garni. — D. D. Boîtes à compresses stérilisées. — C. C. C. Bassins. — O. O. Curettes remplies de sublimé à 1/3.000.

l'utérus; c'est aussi par elle qu'on aborde la cavité péritonéale en pratiquant la colpo-cœliotomie.

J'examinerai successivement : *a*. La désinfection ou asepsie du vagin. — *b*. La désinfection de la cavité utérine. — *c*. L'asepsie de la cavité péritonéale.

a. Asepsie du vagin. — La cavité vaginale, habitée par nombre de parasites qui y vivent à l'état de saprophytes, est très difficile à rendre aseptique. Cette difficulté est d'autant plus grande que, lorsqu'on intervient par cette voie, c'est, dans la grande majorité des cas, pour porter remède à une affection microbienne dont le point de départ se trouve précisément dans la cavité vaginale, que cette affection résulte du développement de propriétés virulentes chez l'une des espèces de saprophytes, ou soit le fait d'un microbe pathogène venu de l'extérieur.

La difficulté d'aseptiser le vagin tient à l'irrégularité de cette cavité, à l'existence des culs-de-sac, des plis transversaux ou longitudinaux de la muqueuse, des anfractuosités multiples constituant autant de loges dans lesquelles pullulent les microbes. De plus, à l'état pathologique, l'orifice du col déverse continuellement dans la cavité vaginale les produits septiques qui proviennent du canal cervico-utérin.

Toutes les fois qu'une affection gynécologique se présente aux soins du chirurgien, il faut procéder à l'antisepsie du vagin, que l'on ait ou non en vue une

4.

opération ultérieure. C'est là un précepte que nous suivons à la Clinique de l'Hôtel-Dieu, sans jamais nous en départir. On obtient une asepsie relative du conduit en pratiquant des injections au sublimé à 1/2.000, faites deux fois par jour, et suivies d'un tamponnement à la gaze iodoformée. Quand une intervention est décidée, on doit prescrire ces injections au moins quatre jours à l'avance.

La quantité de liquide qui doit irriguer le vagin sera d'un à deux litres à chaque séance. Le tamponnement à la gaze doit être fait avec des lanières, méthodique-ment, en commençant par les culs-de-sac, et en bourrant assez pour déplisser suffisamment le conduit. La gaze iodoformée a pour but, non seulement de mettre l'iodoforme en contact avec la paroi vaginale, mais encore d'absorber les produits septiques qui sont déversés continuellement par l'orifice du col, et les empê-cher de contaminer de nouveau la cavité vaginale. Quelques heures avant l'opération, on doit, suivant la pratique de M. Pozzi, basée sur les expériences de Steffeck, faire prendre à la malade trois irrigations vaginales au sublimé, à une heure d'intervalle chaque.

Désinfection immédiate. — Immédiatement avant l'opération, la désinfection du vagin doit être pratiquée avec un soin rigoureux. On commence d'abord par raser la région de la vulve, si cette précaution n'a pas déjà été prise. Puis on procède comme il suit :

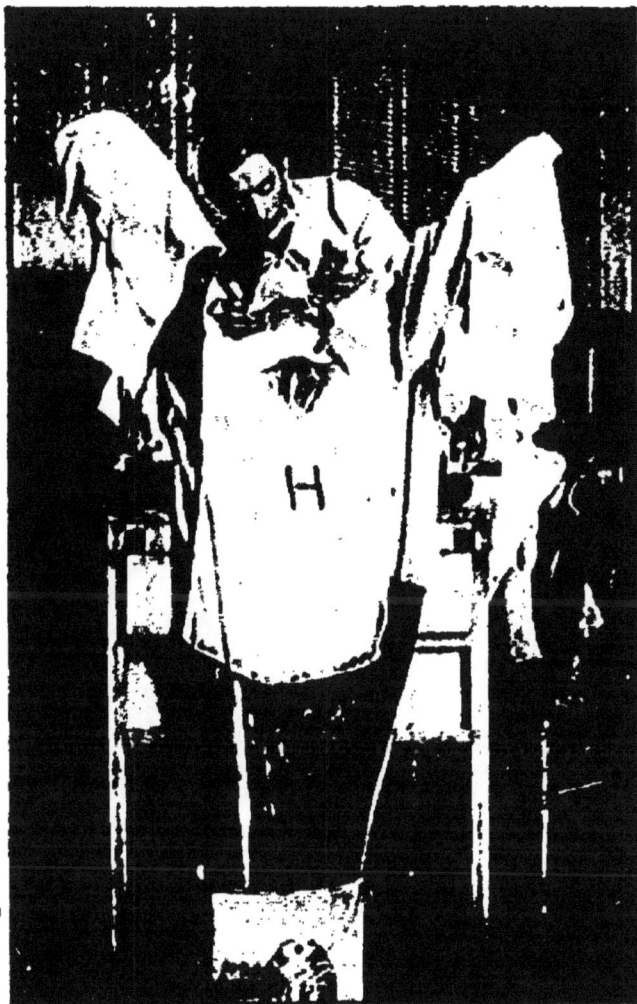

Fig. 7 — Champ opératoire pour l'hystérectomie. — H. Grande compresse
à trois draps ne laissant à découvert que la vulve.

1° Savonner soigneusement la vulve et les alentours, ainsi que l'entrée du vagin.

2° Pratiquer un nettoyage énergique du vagin, avec le savon et l'eau chaude, ou l'eau sublimée à 1/2.000. Cette opération peut se faire avec une brosse — mais celle-ci risque souvent de produire des éraflures de la paroi vaginale — ou bien avec un doigt de gant en crin. Il faut savonner pendant longtemps, au moins 5 à 10 minutes, en parcourant les différentes parois du vagin, la surface du col et surtout les culs-de-sac. Deux ou trois fois, on entraîne le savon avec une irrigation d'eau sublimée, pour recommencer encore à savonner.

3° Terminer par une longue irrigation au sublimé à 1/2.000, pendant laquelle le doigt introduit dans le vagin continue à nettoyer tous les recoins, ainsi que l'entrée du col.

4° On termine par un nouveau savonnage de la vulve à l'aide d'une brosse, et par un nettoyage de cette région au sublimé à 1/2.000.

On peut se servir du permanganate de potasse pour cette asepsie, mais étant données ses propriétés astringentes et les taches qu'il laisse, on lui préfère le sublimé. L'eau phéniquée au 1/50 pourrait être employée à défaut du sublimé. Malgré ce nettoyage, on est parfois tout étonné, en plaçant le spéculum, de voir des impuretés adhérer encore à l'orifice du col ou à quelque autre point du vagin. Cela nous donne une idée de la difficulté d'obtenir une asepsie rigoureuse du vagin.

En tout cas, le spéculum étant en place, on aura soin, pour plus de sécurité, de parcourir les surfaces découvertes avec un tampon imbibé de sublimé au 1/2.000.

5° Enfin, pour achever de préparer le champ opératoire, on doit garnir la malade avec des compresses, de façon à laisser la vulve seule à découvert. A cet effet, nous avons fait préparer une vaste compresse présentant un orifice central correspondant à la vulve, et deux parties latérales destinées à recouvrir les cuisses et les jambes.

· 6° Pendant l'opération — ou du moins pour certaines opérations — on peut se servir de l'irrigation continue, à petit jet dirigé sur le champ opératoire, pour entrainer à mesure le sang, les caillots, les débris de tissus détachés au cours de l'opération. En général, il est préférable et moins compliqué de faire usage par intervalles d'une forte injection au sublimé.

b) *Asepsie de la cavité utérine*. — Elle doit être faite avant l'intervention sur l'endomètre et après l'opération.

Asepsie préopératoire. — Quiconque est pénétré des effets de la rétention des liquides dans la cavité utérine sur la virulence des microbes qui y pullulent, comprendra pourquoi je range la dilatation de cette cavité parmi les moyens destinés à en assurer l'asepsie. Il faudra donc, pour cela :

1° Dilater avec des laminaires le canal cervico-utérin.

2° Toucher avec un liquide microbicide les parois de la cavité, deux ou trois fois avant l'opération.

Dans un mémoire publié en collaboration avec mon Maître M. le P' Duplay, nous avons fait ressortir les avantages qui résultaient de cette antisepsie préopératoire. Grâce à une cautérisation de la cavité utérine au chlorure de zinc, faite deux ou trois fois, à trois ou quatre jours d'intervalle, on évite l'infection postopératoire et les accidents fébriles qui peuvent survenir, même sans lésion des annexes, après le curettage le mieux fait. Pour plus de détails, je renvoie à ce mémoire, inséré dans les *Archives de Médecine*, en juillet 1897.

3° Immédiatement avant d'intervenir dans la cavité utérine par le curettage ou toute autre opération, il faut encore irriguer cette cavité abondamment avec le sublimé à 1/2.000.

4° Enfin, l'opération doit toujours être terminée par une longue irrigation au sublimé, suivie d'une irrigation d'eau stérilisée — pour éviter les accidents toxiques — que l'on ait ou non pratiqué pour les besoins de l'opération une cautérisation avec le chlorure de zinc, la créosote ou toute autre substance microbicide. Cette irrigation trouve son indication dans la nécessité de balayer les produits de raclage, les détritus, etc., qui résultent d'une opération pratiquée sur l'endomètre. *Toutes les irrigations intra-utérines doivent être* pratiquées avec une canule suffisamment fine pour ne pas forcer la capacité utérine. Le liquide en retour doit s'écouler librement. Certains chirurgiens, dans le même but, terminent l'opération par un écouvillonnage. Mais, en raison des lésions que l'écouvillon est susceptible de provoquer, nous préférons nous en abstenir. Dans l'asepsie post-opératoire de la cavité utérine, nous rangeons encore les cautérisations qu'on pratique habituellement après le curettage.

A la Clinique de l'Hôtel-Dieu, nous nous servons du chlorure de zinc au 1/20 ou de la créosote au 1/3. Cette pratique nous parait indispensable ; la solution complète l'action de la curette en stérilisant les points inaccessibles. De plus, les débris que le curettage laisse après lui se trouvent également aseptisés.

On peut aussi se servir, pour l'antisepsie postopératoire de la cavité utérine, de la solution de permanganate à 1/3.000 ou à 1/4.000, ou encore de la teinture d'iode et d'autres substances communément usitées en gynécologie. A notre avis, certaines de ces substances trouvent des indications particulières. C'est ainsi que nous nous servons exclusivement des irrigations de permanganate de potasse dans les curettages pratiqués contre la rétention du délivre ou des membranes, après l'accouchement ou après l'avortement. Nous pratiquons ces irrigations quotidiennement, et nous en obtenons les meilleurs résultats contre l'infection postpuerpérale de la cavité utérine.

c) *Asepsie du champ opératoire dans la colpo-cœliotomie.* — Avant d'entamer le cul-de-sac pour pénétrer dans la cavité péritonéale, nous pratiquons d'abord le curettage de l'utérus, puis un tamponnement serré, de façon à nous opposer à l'issue possible des liquides susceptibles de contaminer la plaie de la cœliotomie. La colpo-cœliotomie pratiquée, nous ne préparons le champ opératoire, du côté de la cavité abdominale, que si la nécessité s'en fait sentir. Par exemple, lorsqu'une anse intestinale ou l'épiploon viennent se montrer ou faire hernie à travers la plaie vaginale, nous les refoulons avec des tampons de gaze stérilisée, qui restent en place jusqu'à la fin de l'opération. Pour ne pas gêner les manœuvres à travers une voie déjà étroite, mieux vaut attacher chaque tampon de gaze avec un fil d'argent que de le maintenir avec une pince.

Il va sans dire qu'aucune irrigation antiseptique ne doit être faite à travers la plaie de la cœliotomie. En courant d'eau stérilisée suffira pour entrainer les caillots ou le sang ; encore l'injection d'eau ne doit-elle être faite que sur la plaie même, ou sur le vagin, sans chercher à faire pénétrer le liquide dans la cavité abdominale. Les raisons de cette façon de faire sont trop faciles à comprendre pour que j'aie besoin de les développer.

Toute opération par la voie vaginale doit être terminée par le lavage du conduit et un tamponnement serré à la gaze iodoformée. Mais cette précaution rentre déjà dans la question du pansement.

IV

Asepsie des instruments.

Des chirurgiens très versés pourtant dans la pratique
de l'antisepsie, considèrent une] simple ébullition dans
l'eau pendant un quart d'heure comme suffisante pour
la stérilisation des instruments. Cela est possible pour
des instruments qu'on emploie rarement, mais pour
ceux dont nous nous servons journellement dans les
hôpitaux, cette manière de faire me parait défectueuse.
Il est encore possible que cette simple ébullition suffise
pour les besoins de la chirurgie courante, mais pour des
instruments destinés à venir au contact de la cavité
péritonéale, je la crois insuffisante. Dans le service de
la Clinique gynécologique, nous procédons plus sévè-
rement.

Tous les instruments, sauf le bistouri, doivent
d'abord être nettoyés au savon avec la brosse, puis
essuyés et soumis, immédiatement avant l'opération, à
une stérilisation dans l'autoclave, à la température de

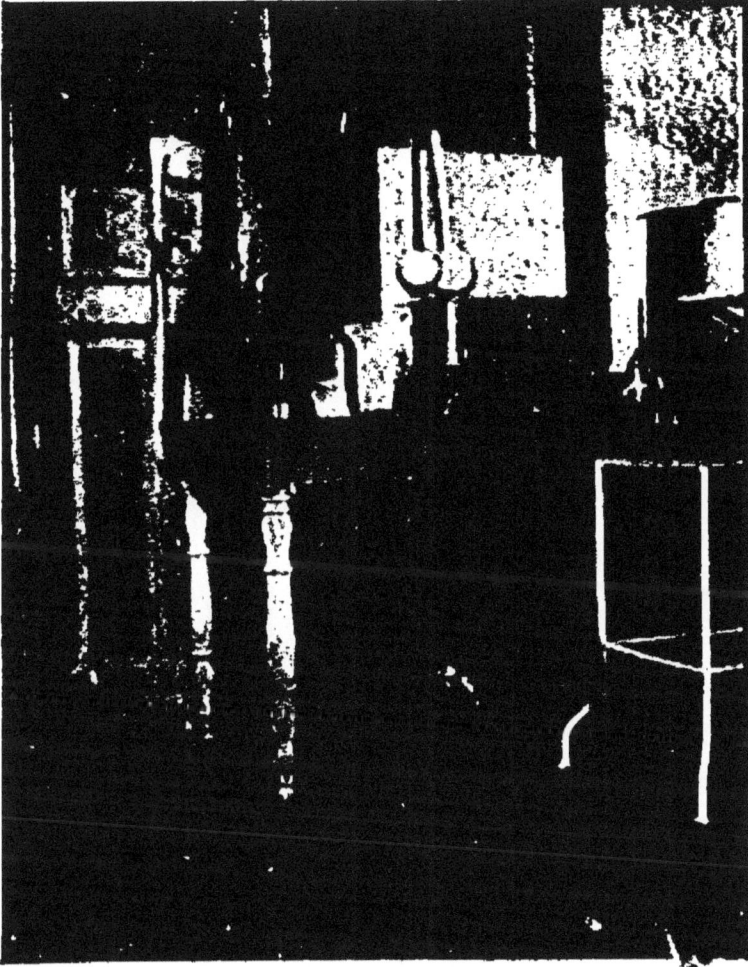

Fig. 8. — A gauche, étuve à air sec pour la stérilisation des instruments ou des compresses. A droite, poissonnière pour faire bouillir les instruments dans l'eau chargée de potasse.

180 degrés, sous une pression de deux atmosphères, pendant 15 à 20 minutes. C'est là un procédé simple et expéditif, et c'est à lui qu'il faudrait avoir recours si les circonstances le permettent. L'expérience a montré en effet que la stérilisation à la vapeur sous une pression de deux atmosphères est absolument rigoureuse. Elle a, en outre, l'avantage de ne pas détériorer les instruments.

Pendant un certain temps, nous nous sommes servis d'un appareil de fabrication allemande qui stérilise les instruments avec les vapeurs d'alcool sous pression. C'est un moyen avantageux surtout au point de vue de l'usure du matériel et de la conservation des instruments tranchants. Mais malheureusement nous avons dû abandonner cet appareil parce qu'il exige à chaque instant des réparations.

Si l'autoclave fait défaut, on peut encore stériliser les instruments d'abord à l'air sec, puis en les soumettant à l'ébullition. Voici comment nous procédons depuis environ deux ans à l'Hôtel-Dieu : après avoir savonné et brossé les instruments, on les enferme entre deux feuilles de ouate hydrophile, simple précaution en vue de leur conservation. Quelques heures avant l'opération, on les place dans une étuve à air sec — sur la planchette inférieure de l'étuve qui est plus en rapport avec le foyer de chauffage — et l'on chauffe à 150° ou 160° pendant environ 30 minutes. Au moment de nous en servir, nous les faisons bouillir pendant 1/4 d'heure dans l'eau additionnée de carbonate de potasse. Ce sel a simplement pour but d'élever d'environ 15 ou 20 degrés le point d'ébullition de l'eau.

Au sortir de l'ébullition, les instruments sont étalés sur un plateau ou deux, garnis au préalable de compresses aseptiques. Cette précaution est nécessaire pour éviter l'épointement des instruments. — Les fils de soie que nous employons dans le service sont stérilisés de la même façon. Nous pensons qu'il ne faut ajouter qu'une foi médiocre à la stérilisation du commerce.

En résumé, les instruments et les fils de soie sont soumis à la température de 160° — air sec — pendant 30 minutes environ, puis à l'ébullition dans l'eau additionnée de carbonate de potasse pendant 1/4 d'heure environ. On pourrait nous objecter que les étuves à air sec sont infidèles, et avec raison, si l'on considère les nombreuses expériences qui ont été faites, démontrant l'inconstance de la température dans l'enceinte de l'étuve suivant ses différentes zones. Cependant, nous ferons observer que les instruments sont placés par nous sur la planchette inférieure de l'étuve, et sont immédiatement en rapport avec le foyer de chaleur, par conséquent, sur ce point la température de l'étuve doit être la même que celle marquée par le thermomètre. Mais toutes les objections et toutes ces discussions ne valent pas un argument fourni par la pratique. Les expériences montrent que la stérilisation ainsi obtenue est excellente, puisque l'ensemencement des milieux de culture, essayé avec des instruments sortant de l'étuve, reste sans effet.

Donc l'ébullition consécutive n'est qu'une précaution de plus dont on pourrait se passer à la rigueur. Cette dernière présente d'ailleurs un petit inconvénient sans importance qu'il me reste à signaler. La présence de la potasse rend les instruments glissants et poisseux au toucher.

Seuls les bistouris sont stérilisés un peu différemment. Pour ménager leur tranchant, nous ne les faisons jamais bouillir. Chaque bistouri est introduit dans un tube à essai lavé à l'alcool et garni dans son fond d'un tampon de ouate, sur lequel vient reposer la pointe de l'instrument. Le tube est bouché avec un autre tampon qui cale en même temps le manche du bistouri.

Chaque tube ainsi préparé est porté dans l'étuve sèche à 160° et y séjourne une demi-heure environ. Je répéterai pour ce mode de stérilisation ce que j'ai dit plus haut; il est excellent. Plus d'une fois nous l'avons éprouvé en piquant des tubes de sérum ou d'agar avec la pointe du bistouri stérilisé, sans réussir à produire une culture. Si nous faisons bouillir le reste de l'instrumentation, c'est à cause de leurs articulations, qui pourraient — théoriquement — retenir des spores.

Pour terminer la question d'asepsie des instruments, il me reste à montrer comment nous stérilisons le catgut.

Le catgut est préparé dans notre service suivant la formule donnée par Schede.

On fait macérer du catgut brut pendant environ quarante-huit heures dans la liqueur de Van Swieten. Cette première opération vise l'aseptisation du catgut. On le laisse ensuite pendant douze heures dans l'huile essentielle de genévrier, et, au sortir de cette huile, on le conserve dans l'alcool absolu. A cet effet, on enroule les fils autour d'une bobine en verre avant de les plonger dans les liquides appropriés, puis chaque bobine est plongée dans un tube contenant de l'alcool et scellé à la lampe.

Au moment de nous en servir, nous plongeons la bobine dans une solution de sublimé à 1/2.000, de façon à rendre au catgut la souplesse que la préparation lui a enlevée.

Notre statistique, que je publierai bientôt, montre que, en suivant cette pratique dans l'usage de l'asepsie, on obtient des résultats excellents. Elle peut être, en effet, considérée comme une des meilleures statistiques des services de chirurgie de Paris.

PARIS. — IMP. V. GOUPY, G. MAURIN, SUCC., 71, RUE DE RENNES.

www.ingramcontent.com/pod-product-compliance
Lightning Source LLC
Chambersburg PA
CBHW070815210326
41520CB00011B/1956